Brotes tiernos

CHANTAL Y LIONEL CLERGEAUD

Una obra publicada bajo la dirección de JEAN-LUC DARRIGOL

Brotes tiernos

*Estimula tu vitalidad
con los germinados*

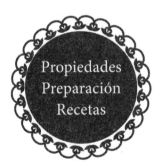

Propiedades
Preparación
Recetas

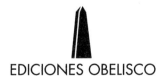

EDICIONES OBELISCO

Colección Salud y Vida natural
BROTES TIERNOS
Chantal y Lionel Clergeaud

1.ª edición: mayo de 2018

Título original: *Graines germées*

Traducción: *Pilar Guerrero*
Maquetación: *Compaginem, S.L.*
Corrección: *Mª Angeles Olivera*
Diseño de cubierta: *Isabel Estrada sobre una imagen de Shutterstock*

© 2005, 2015 Éditions Dangles
(Reservados todos los derechos)
© 2018, Ediciones Obelisco, S. L.
(Reservados los derechos para la presente edición)

Edita: Ediciones Obelisco S. L.
Collita, 23-25. Pol. Ind. Molí de la Bastida
08191 Rubí -Barcelona - España
Tel. 93 309 85 25 - Fax 93 309 85 23
E-mail: info@edicionesobelisco.com

ISBN: 978-84-9111-345-4
Depósito Legal: B-12.385-2018

Printed in Spain

Impreso en España en los talleres gráficos de Romanyà/Valls S.A.
Verdaguer, 1 - 08786 Capellades (Barcelona)

A Gwendoline, Lydwine y Gwenwed…

A Nolwen, Yanaël, Aaron, Abbygaël, Johanna y Élowan.

«Se nutren de frutas, de verduras y de brotes frescos y tiernos
que recolectan directamente en sus jardines
y huertas, justo antes de comer».

PLINIO EL VIEJO
(Sobre la vida de los esenios)

En homenaje al Dr. Bordeaux-Szekely…
que supo hacernos comprende, perfectamente la importancia
de una alimentación viva.

Introducción

«Humedece primero tu trigo para que el ángel de agua entre en él; luego déjalo al aire para que el ángel de aire pueda así abrazarlo. Déjalo después de la mañana a la noche expuesto a los rayos del sol para que el ángel del sol descienda sobre él. Y la bendición de los tres ángeles hará que se desarrolle rápidamente el germen de vida en tu trigo».[1]

En estos términos se expresaba Jesucristo, hace ya dos mil años, en presencia de sus discípulos. Sin embargo, el origen de los brotes de semillas germinadas es mucho más antiguo.

Hace más de siete mil años, los sumerios bebían cerveza que obtenían a partir de los brotes de cebada.

En África, encontramos a los masáis con las mismas prácticas, sólo que a partir del mijo.

Más cerca de nosotros, los celtas consumían brotes de trigo y nuestros ancestros medievales bebían una cerveza idéntica a la sumeria.

El mismo esquema se repite en los cuatro puntos cardinales del mundo. En Grecia, en Egipto, en China, en Oriente y en Occidente, se busca la misma riqueza nutritiva en el consumo de esas semillitas repletas de vida y salud.

El bulgur, que todos conocemos y consideramos equivocadamente como simple trigo molido y precocido, suele prepararse a partir del trigo germinado.

El hummus, que proviene del Líbano, y cuya receta encontrarás en este libro, se elabora tradicionalmente a partir de garbanzos germinados. Los

---

1. Evangelio de la Paz de Cristo, según Juan.

11

egipcios, por su parte, gozaban de tamia, cuyo ingrediente principal son las habas germinadas.

¡Y los chinos! Ese pueblo con conocimientos seculares y aportaciones terapéuticas innumerables, integraron los brotes a su propia farmacopea. En la actualidad se ha perdido dicha utilización, pero los brotes de judías *mungo* o de soja están ampliamente presentes en su gastronomía, así como en la vietnamita, para satisfacción de todos nosotros.

Más allá de especialidades culinarias, no olvidemos la importancia de los brotes en las largas travesías de otros tiempos. En el siglo XVIII formaban parte de las reservas alimenticias de los barcos para evitar el escorbuto entre los marineros. También los usan los modernos navegantes solitarios dado el poco espacio que ocupan y la enorme fuente de vitaminas y minerales que representan.

Actualmente, tenemos la suerte de poder aprender la sabiduría de tiempos pasados. Tanto en Estados Unidos como en Europa hay valientes que luchan por una alimentación sana, y la mayor parte de consumidores conoce los beneficios del germen de trigo. Pero aún nos queda un último paso por franquear, el del descubrimiento de los brotes.

¿POR QUÉ UNA ALIMENTACIÓN VIVA?

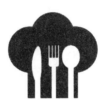

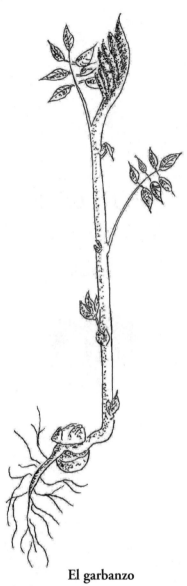

El garbanzo

El potencial vivo de los brotes

Los brotes son los únicos alimentos, prácticamente (salvo por los lectores que tengan un huerto en casa), que llegan al plato con un potencial vital completamente inalterado.

Tras haber estudiado los *Manuscritos del mar Muerto*, que dan buena cuenta de la experiencia esenia, E. Bordeaux-Szekely comprendió muy bien los errores que se habían estado cometiendo en el Rancho Puerta.[2] En efecto, las curaciones se basaban en un tipo de alimentación que se correspondía con datos clásicos, poco numerosos.

Todo cambió con la introducción de las semillas germinadas y los brotes tiernos. Muchas enfermedades graves, y a menudo incurables, se empezaron a curar. Paralelamente, se constataba una resistencia inmunológica fuera de lo común. Más sorprendente aún resultaba que las cantidades consumidas eran inferiores a las que se solían recomendar.

La experiencia demuestra que 30 g de proteínas que provengan de alimentos vivos no desnaturalizados se asimilan mejor y son más eficaces que el doble de cantidad de alimentos de calidad mediocre. Tras dichos experimentos, E. Bordeaux-Szekely se dispuso a crear una nueva terminología para clasificar los alimentos según su potencial vital.

Las cuatro familias de alimentos

Los alimentos biogénicos

Son alimentos regeneradores. Agrupan todos los alimentos que no han sufrido manipulación alguna. Entre ellos están los granos, las semillas y los frutos secos como almendras, nueces, avellanas o piñones.

---

2. Centro de regeneración creado por el Dr. Szekely.

Es decir, todos los vegetales cuyas capacidades bioquímicas pueden aumentarse mediante la asociación calor + humedad (germinación).

Los alimentos bioactivos

Agrupan frutas y verduras frescas. Desgraciadamente, no pueden portar vida como los anteriores. Por el contrario, transmiten la vida al ser humano a través de sus múltiples nutrientes.

Los alimentos biostáticos

Entre ellos están las verduras no frescas y las legumbres cocidas. Ciertamente han perdido buena parte de sus elementos vitales, así como sus preciosas enzimas.

Los alimentos biocídicos

Son los alimentos que en lugar de generar vida la destruyen. Debemos eliminarlos de nuestros platos.

Las dos primeras familias de alimentos nos ofrecen un potencial vital máximo, con nutrientes inalterados y vivos. Evitan la hiperleucocitosis digestiva (aumento del número de glóbulos blancos que aparecen tras la ingesta de alimentos cocidos o modificados).

A partir de esta clasificación, cuidémonos de tener una alimentación viva: alimentos biogénicos y bioactivos que representen más del 50 % de cada ración.

Son los únicos que aportan vida realmente. Facilitan todas las reacciones metabólicas, la regeneración celular y aumentan las defensas del organismo.

LA GERMINACIÓN:
UN JUEGO DE NIÑOS

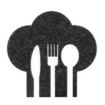

No se necesita ningún material sofisticado para conseguir brotes. Lo cierto es que se pueden obtener con un simple plato.

Para facilitar las cosas, puedes recurrir a uno de los siguientes útiles:

- Un tarro cubierto con una gasa (o un trozo de cedazo).
- Un tubo para semillas (de venta en las tiendas bio).
- Una germinadora (también en tiendas bio. Las hay de plástico, cristal o cerámica; son preferibles las últimas).

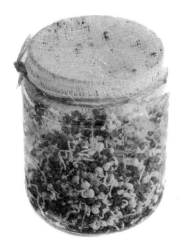

 ## ¿Cómo proceder para obtener las semillas germinadas?

- Vierte en el plato, el tarro o la germinadora la cantidad de semillas que desees. Recuerda que la alfalfa, la mostaza, la soja y las lentejas ocupan mucho sitio cuando germinan. La espelta, el trigo y todos los cereales, por el contrario, necesitan poco espacio.
- Cubre de agua pura, no clorada y poco mineralizada, si es posible. Deja en remojo algunas horas (más o menos, según la semilla escogida).

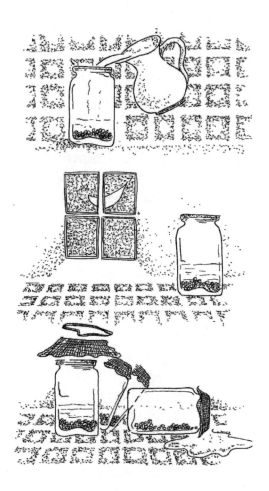

Deja que las semillas germinen

1. Vierte en el tarro las semillas + agua.
2. Deja en remojo toda la noche.
3. Desecha el agua.
4. Enjuaga y escurre.
5. Coloca el tarro a la sombra, en un ambiente cálido, y enjuaga las semillas 2 veces al día.
6. Consume a partir del tercer día.

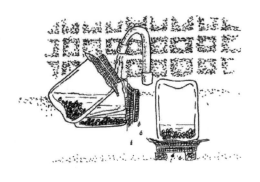

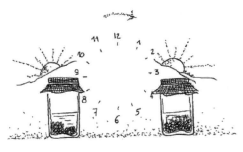

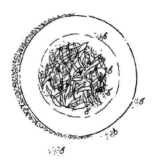

No olvides que durante esas horas, las semillas aumentarán de volumen con el agua: es el principio de la germinación. El tiempo de remojo puede incrementarse: el doble para las judías, los guisantes y la soja verde.

- Enjuaga abundantemente las semillas de 10 a 24 horas más tarde. Escúrrelas bien. Dos veces al día se enjuagan y escurren de nuevo.
- Agua, aire y calor es lo que más conviene para la germinación. Al cabo de 3 o 4 días, verás cómo aparece el brote.

Si estás de camping o fuera de casa, no hace falta que te lleves la germinadora contigo. Cualquier recipiente con un trozo de mosquitera por encima o incluso una base de algodón harán el mismo servicio. Podrás enjuagar y escurrir las semillas con total facilidad. Sin embargo, tendrás que vaciar y enjuagar muy bien la base de algodón cada 4 o 5 días con agua corriente. Esto es particularmente necesario con la alfalfa, las lentejas o la mostaza, que rápidamente forman un amasijo de plántulas que se pudren con facilidad. En cualquier caso, no hay nada más fácil que germinar brotes caseros. Prueba y verás.

Consejos para una buena germinación

- Escoge siempre semillas de la mejor calidad, elígelas y elimina las que te parezcan estropeadas.
- Pon las semillas en remojo en función de su grosor: de 4 a 6 horas para las más pequeñas; de 6 a 12 horas para los cereales; más de 12 horas para las legumbres.
- No olvides enjuagar 2 o 3 veces al día según la temperatura.
- Deja que las semillas estén aireadas, no apretadas.
- No las expongas al sol, pero intenta que su temperatura sea constante.
- La recolección se produce 3 o 4 días más tarde en el caso de las semillas con germen, como el trigo. En cambio, para las judías *mungo*, por ejemplo, o la alfalfa, espera 5 o 6 días.
- Enjuaga bien los garbanzos o la soja para eliminar la envoltura externa; en el caso de la alfalfa, así evitarás el moho.

¿Por qué las semillas no germinan?

Vamos a ver una relación de errores comunes:

- Las semillas son ya viejas o han sido atacadas por algún bichito.
- El tiempo de remojo ha sido demasiado breve. Cuando haga frío, deja tus semillas en remojo más tiempo.
- El agua que usas tiene demasiado cloro. Usa agua mineral.
- El agua se ha estancado a nivel de las raíces: cuidado con el moho.
- Falta de ventilación: saldrá moho.
- Temperaturas poco adecuadas.
- Demasiado frío – las semillas no germinan:
- Demasiado calor – humedece las semillas o se secarán.
- Hay algunos factores que aún no se conocen bien. La influencia de la luna está muy relacionada, por eso los agricultores la tienen muy en cuenta a la hora de plantar.

Sabemos que con luna descendente hay que plantar tubérculos (zanahorias, nabos, patatas…), mientras que con luna ascendente se plantan las trepadoras, como tomates, judías o berenjenas.

Lo mismo ocurre con las semillas.

La experiencia demuestra que las semillas, antes de que aparezca la luna llena, germinan mejor y más fácilmente, y dan más cosechas.

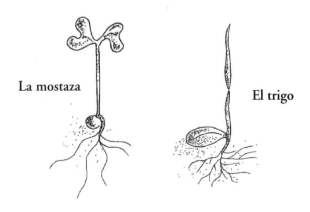

La mostaza

El trigo

LOS EFECTOS
DE LA GERMINACIÓN

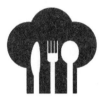

La semilla seca apenas presenta tasas metabólicas. En presencia de agua, se satura de humedad y sale de su fase de reposo para entrar en fase activa.

Entonces, la vida adormecida despierta. Es evidente que, en función de la semilla y de su composición inicial, el tiempo de remojo es diferente (con una misma temperatura).

Así, las pipas de girasol (sin cáscara) brotan más rápidamente que los guisantes que, a su vez, brotan antes que la alfalfa.

Gracias a una alquimia que no conocemos bien, los cereales y las leguminosas no pueden consumirse en seco, pero mediante la germinación ven sus valores nutritivos multiplicados y dinamizados, mientras que su cocción contribuye a la destrucción parcial de éstos.

El aporte de agua al grano seco actúa como una especie de ducha fría para las enzimas. Dinamizadas, entran en acción y son la base de una serie de reacciones encadenadas que se traducen en una modificación total de los componentes fundamentales de la semilla: proteínas, glúcidos, lípidos, vitaminas y minerales.

Todas estas reacciones metabólicas resultan indispensables para la vida; sin ellas, la planta no puede vivir ni crecer.

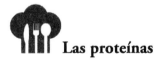 ## Las proteínas

La germinación actúa como una auténtica predigestión de las proteínas. Constituidas por unas cadenas más o menos largas de aminoácidos, las proteínas, para poder ser absorbidas por el intestino, deben fraccionarse durante el curso de la digestión, a lo largo de todo el tubo digestivo. Reactivadas, las enzimas no sólo disocian las proteínas en aminoácidos asimilables, sino que el milagro de la germinación consiste en poder sintetizar otras proteínas nuevas a partir de éstos.

En lo que concierne a los cereales, a menudo pobres en lisina (factor limitante), el análisis final de la semilla germinada pone de manifiesto un importante aumento (más del doble) de dicho aminoácido esencial; un fenómeno idéntico se produce con las legumbres. No sólo los niveles de lisina se multiplican, sino que también lo hacen la cistina, la metionina, la fenilamina y la treonina.

De dichos análisis y de la tabla comparativa inferior se deduce lo siguiente:

- Los cereales y leguminosas germinados representan un aporte proteico de primera elección (predigestión).

Los niveles de proteínas son superiores a los de la carne y los subproductos animales, tanto en cantidad como en calidad (presencia de todos los aminoácidos esenciales).

Mucho más provechoso para el ser humano es que los cereales puedan consumirse en crudo.

Tabla comparativa de los aportes proteicos medios Semillas germinadas y alimentos corrientes	
Trigo germinado	27 %
Gruyere	29 %
Judías *mungo* germinadas	37 %
Alfalfa germinada	20 %
Huevo	13 %
Carne	14 a 22 %

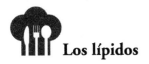 **Los lípidos**

Los cuerpos grasos no se pierden con las reacciones metabólicas de la semilla reactivada. La lipasa (diástasis que permite la digestión de los lípidos) las degrada hasta convertirlos en ácidos grasos asimilables. Esta acción es particularmente interesante en las semillas ricas en lípidos, como las de girasol.

Tabla comparativa de los aportes lipídicos medios Semillas germinadas y alimentos corrientes	
Trigo germinado	10 % AGI*
Judías *mungo* germinadas	12 % AGI
Alfalfa germinada	3 % AGI
Gruyere	30 % AGS*
Huevo	12 % AGS
Carne	5 a 32 % AGS

*AGI: ácidos grasos insaturados
*AGS: ácidos grasos saturados

Cabe señalar que dichas grasas de origen vegetal son ricas en ácidos grasos insaturados. Éstos juegan, al contrario que los saturados, un papel fundamental en la construcción celular, la nutrición y el transporte de energía, así como en la protección del sistema cardiovascular.

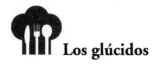 **Los glúcidos**

En lo que concierne a los glúcidos, hablaremos sobre todo del almidón, azúcar complejo y principal constituyente de los cereales.

El almidón es un azúcar complejo. Eso significa que debe ser fraccionado en azúcares simples en el transcurso de la digestión para poder ser asimilado. El almidón se transforma en dextrina, luego en maltosa y en glucosa, que son azúcares simples. La germinación provoca una predigestión en sí misma. Al cabo de unos doce días, la casi totalidad del almidón se ha transformado en azúcares simples. En el caso de la cebada, el fenómeno conduce a la malta. Los niveles de maltosa, a los siete días de germinación, se multiplican por cincuenta.

La cebada germinada y cruda puede añadirse a los platos de cereales cocidos para facilitar su digestión.

Tabla comparativa de los aportes glucídicos medios Semillas germinadas y alimentos corrientes	
Trigo germinado	46 %
Gruyere	1,5 %
Judías *mungo* germinadas	12 %
Alfalfa germinada	20 %
Huevo	0,6 %
Carne	0 a 4 %

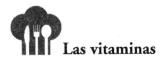 **Las vitaminas**

Las semillas germinadas pueden compararse a auténticas «fábricas» de vitaminas.

Antes de la germinación, el grano es rico en vitamina B (sobre todo B1, B2 y B3), pero pobre en vitaminas A, B12 y C. Apenas iniciada la germinación, tiene lugar una verdadera explosión vitamínica. Los niveles de provitamina A o caroteno se multiplican por nueve tras una semana en algunos cereales (trigo) y por dos en las leguminosas. Lo mismo pasa con las vitaminas B2, B3 y B12.

A propósito de la vitamina B12, es necesario hacer un pequeño comentario. Poco abundante en el reino vegetal, está presente en las semillas germinadas, particularmente en las de las leguminosas; 100 o 150 g de leguminosas germinadas tienen la cantidad diaria recomendada de esta preciosa vitamina (la B12 es antianémica y cardiotónica).

Con la vitamina C pasa más o menos lo mismo. Por esta razón los marineros (recordemos al capitán Cook, por ejemplo) almacenaban semillas para hacerlas germinar e ingerir los brotes. Variando el consumo de brotes, no sufriremos ninguna carencia vitamínica.

Finalmente, numerosas experiencias demuestran un aumento importante en los niveles de colina. La colina interviene en el metabolismo de las grasas.

¿Qué vitaminas hay en cada semilla?	
A	Alfalfa, trigo, brócoli, zanahoria, berro, espinaca, fenogreco, judías *mungo*, lentejas, mostaza, nabo, quinoa, girasol, trébol.
B1	Avena, trigo, brócoli, zanahoria, berro, espelta, espinaca, fenogreco, judías *mungo*, lentejas, mijo, mostaza, nabo, cebada, puerro, rábano, girasol, trébol.
B2	Avena, trigo, brócoli, berro, espinaca, kamut, lentejas, judías *mungo*, mijo, cebada, puerro.

B3 o PP	Avena, trigo, zanahoria, espelta, espinaca, hinojo, fenogreco, judías *mungo*, maíz, guisantes secos, quinoa, rábano, rúcula.
B12	Alfalfa, trigo, espelta, judías *mungo*, kamut, lentejas, cebada, garbanzos, guisantes secos, girasol, trébol.
C	Alfalfa, brócoli, berro, fenogreco, judías *mungo*, mijo, cebada, girasol, trébol.
D	Alfalfa, zanahoria, berro, girasol, trébol.
E	Alfalfa, amaranto, avena, trigo, judías *mungo*, lentejas, alfalfa, garbanzos, girasol.

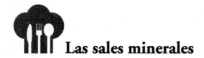 **Las sales minerales**

Las leguminosas (particularmente) y los cereales contienen algunos elementos antinutricionales. Entre ellos citaremos el ácido fítico, que puede provocar carencias de hierro y de calcio.

En el curso de la germinación, este elemento se degrada. Eso significa que podemos aprovechar plenamente la riqueza mineral de los cereales crudos sin el problema del ácido fítico.

Eso sin contar con que las cantidades aportadas en el período de germinación se duplican e incluso triplican.

Es el caso del trigo, cuya concentración en magnesio pasa de los 133 a los 350 mg/100g.

Este párrafo no estaría completo si no hablásemos de la forma en la que conseguimos ingerir dichos minerales.

Las diferentes transformaciones sufridas por la semilla en el curso de la germinación facilitan la asociación de los minerales con los aminoácidos. Dichos minerales se denominan, entonces, quelatos. Bajo esta forma orgánica son mejor asimilados por el organismo que los minerales inorgánicos comunes.

La absorción de magnesio quelado es 2,5 veces más importante que en su forma de sulfato.

¿En qué semillas encontramos minerales?	
Calcio	Alfalfa, albahaca, remolacha roja, trigo, brócoli, berro, espelta, hinojo, judía *mungo*, nabo, quinoa, rábano, rúcula, girasol, trébol.
Cobre	Remolacha roja, trigo, brócoli, espelta, espinaca, lino, puerro.
Hierro	Alfalfa, albahaca, remolacha roja, brócoli, zanahoria, espelta, espinaca, fenogreco, kamut, lenteja, mostaza, nabo, puerro, girasol, trébol.
Yodo	Alfalfa, albahaca, remolacha roja, trigo, brócoli, achicoria, espelta, judía *mungo*, kamut, lino, quinoa, rábano, girasol, trébol.
Manganeso	Alfalfa, remolacha roja, trigo, apio, espelta, hinojo, lentejas.
Potasio	Albahaca, zanahoria, apio, hinojo, judía *mungo*, kamut, nabo, rábano, rúcula, girasol.
Fósforo	Amaranto, trigo, brócoli, achicoria, berro, fenogreco, judía *mungo*, kamut, lenteja, mostaza, rábano, rúcula, girasol.
Selenio	Trigo, espelta, kamut, trébol.
Zinc	Zanahoria, lenteja, puerro.

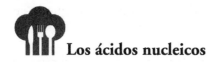 Los ácidos nucleicos

Aumento de los ácidos nucleicos tras la germinación* (mg pirofosfatos/100 brotes)			
CEREALES	DÍAS	ARN	ADN
Trigo	0	2,15	1,02
	6	5,76	2,03
	10	7,17	4,85
Avena	0	0,97	0,59
	6	1,15	1,38
	10	3,5	1,86

*Semenke, Q. I.; Fiziol, resteny 4,3322 – 1957

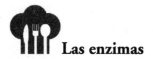 Las enzimas

Las enzimas son compuestos de naturaleza proteica, indispensables para la vida. Gracias a ellos, las semillas germinadas y la vida se perpetúan. Sintetizadas por todo organismo viviente, el papel de las enzimas consiste en asegurar las reacciones metabólicas y segmentarlas para evitar toda modificación brutal del potencial energético. Gracias a ellas, todo lo que el ser humano absorbe es degradado para poder ser fácilmente asimilado. Cierta cantidad de dichos fermentos proviene del individuo, mientras que otra parte está en los alimentos que consume. Por lo tanto, es necesario que dichos compuestos no se vean alterados durante el proceso de preparación de los alimentos.

Las enzimas son, en efecto, compuestos muy sensibles. Una temperatura de 47 ºC las destruye; la pasteurización, la esterilización o la congelación las destruye, las inactiva o las transforma.

La clorofila

Al resguardo luz, el brote tierno no fabrica clorofila. Desde el momento en que se ve expuesto al sol, los cotiledones empiezan a elaborarla.

La clorofila es el pigmento verde de los vegetales, fijado a los cloroplastos. Sólo se forma con la luz.

Con la fotosíntesis, transforma la energía solar en materia vegetal. A partir del aire, el agua, el gas carbónico y los iones minerales presentes en el suelo, la clorofila sintetiza proteínas, glúcidos, lípidos y otros alimentos ricos en energía. Una vez solubilizados, los nutrientes se distribuyen por toda la planta para asegurar su crecimiento.

Sólo se rechaza el oxígeno.

La clorofila es un complemento de elección para el hombre moderno. Auténtica sangre verde de la planta, es un complejo de pigmentos, particularmente betacarotenos, precursores de la vitamina A.

Aportada al ser humano a través de los vegetales (fruta, verduras, cereales, legumbres, semillas germinadas y brotes tiernos), abastece de numerosos elementos indispensables para el buen funcionamiento de los diferentes sistemas (vascular, respiratorio, etc.):

- Su riqueza en magnesio permite una eficaz lucha contra toda agresión microbiana.
- Favorece la limpieza hepática.
- La clorofila combate el envejecimiento prematuro de los tejidos (muy importante para las personas mayores).
- Favorece la digestión (evitando la fermentación gastrointestinal).
- Facilita el metabolismo en general.
- Fluidifica y purifica la sangre, evitando los depósitos de grasas. El riesgo cardiovascular se reduce así.

Una ración diaria de verduras crudas, verdes, es un elemento fundamental para nuestro equilibrio alimenticio.

ESCOGE TUS SEMILLAS PARA HACERLAS GERMINAR

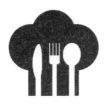

Puede emplearse la mayoría de las semillas que provienen de plantas comestibles. Hay, sin embargo, una excepción: las solanáceas como los tomates y las berenjenas. Evita, también, el uso de todas las semillas pertenecientes a plantas cuyas hojas sean tóxicas.

A partir de ahí, todo está permitido y tu elección dependerá de tus gustos personales.

Con los brotes podrás aliñar tus ensaladas y cualquier preparación culinaria, dándoles un toque absolutamente personal.

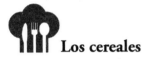 **Los cereales**

Todos los cereales y los granos asimilados como el amaranto o la quinoa o el trigo sarraceno pueden ponerse a germinar, siempre y cuando el germen no se haya visto alterado por el descascarillado. Así, puedes intentarlo con el amaranto, la quinoa, el maíz, el mijo, la cebada, el trigo sarraceno, el centeno o el arroz. No obstante, dada la riqueza nutricional que contienen, es preferible el trigo y la espelta. Eso sin contar con que germinan muy pronto: de 24 a 48 horas para el trigo y de 5 a 6 horas para la espelta.

La avena

Cereal energético por excelencia, tras la germinación ve cómo aumenta por diez su contenido en vitamina B2 y por seis y su contenido en vitamina B3 y B9.

Al contrario que el trigo, su primera cáscara no puede consumirse por ser muy dura.

El trigo y la espelta

La espelta no es más que una variedad antigua del trigo que nosotros conocemos… pero más sabrosa. Su precio suele ser más caro porque el grano debe sufrir una manipulación suplementaria de descascarillado antes de ser comercializado. Por eso, todo lo que vamos a escribir sobre el trigo puede aplicarse a la espelta.

El trigo tiene una composición muy equilibrada en elementos nutritivos básicos. Es, sin duda, la razón que empuja a los investigadores a estudiar los efectos de la germinación de este cereal. Hay que decir que el trigo cubre hasta el 85 % de las necesidades nutricionales del ser humano.

¿Qué le pasa al trigo en presencia de calor?

Al cabo de 24 horas aparece el germen. Si se analiza el grano 48 o 96 horas más tarde, vemos que su nivel de prótidos se ha multiplicado por 2,5, lo cual es muchísimo (particularmente en el caso de la lisina).

Lo mismo pasa con sus minerales y vitaminas: calcio, magnesio y fósforo se multiplican de 1,5 a 3, la vitamina C se multiplica por 6, la vitamina E por 3 y el caroteno por 4.

De este modo, la semilla de trigo germinada (o de espelta) se recomienda tanto a niños como a mayores. La apreciarán los trabajadores que usan de su fuerza física, los intelectuales, las mujeres embarazadas, los estudiantes y los deportistas.

El trigo germinado es un potente reconstituyente y protector del organismo. Lo aconsejamos en caso de asma, anemia, depresión, astenia, diabetes, problemas cardiovasculares y cáncer. Cuidado: no confundir con el trigo germinado que se vende ya listo para tomar, que ha sufrido manipulaciones diversas en las que pierde nutrientes.

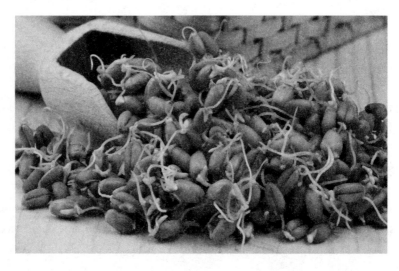

EL PAN ESENIO

El pan de los ángeles.
Dejad que los ángeles de Dios preparen vuestro pan:
humedeced el trigo primero para que el ángel del agua entre en él;
luego, colocadlo al aire para que el ángel del aire pueda abrazarlo también.
Dejadlo después de la mañana a la noche expuesto a los rayos de sol
para que el ángel solar descienda sobre él.
La bendición de los tres ángeles hará
que el germen de vida se desarrolle rápidamente.
Entonces, preparad delgadas tortas como hicieron vuestros ancestros
cuando dejaron Egipto, esa casa de servidumbre.
Exponed otra vez las tortas al sol, desde el amanecer hasta que el sol esté en lo alto del
cielo y, luego, dad la vuelta a las tortas hasta la puesta de sol para que las abrace el
ángel solar el resto del día. Son los ángeles del agua, del aire y del sol
los que nutren y hacen madurar el trigo en el campo; del mismo modo deben presidir
la elaboración del pan. Lo mismo que el sol, gracias a su fuego de vida, hace crecer y
madurar las espigas de trigo, cocerá el pan con su mismo fuego superíndice.[3]

El pan esenio consiste en unas tortas elaboradas a base de trigo germinado durante dos días, con los brotes presionados.

Dichos brotes pueden ser reemplazados por cualquier otro cereal germinado y estrujado: centeno, avena, espelta, trigo sarraceno, cebada…

---

3. Del Evangelio de la Paz de Jesucristo, según san Juan.

Modo de preparación

> 200 g de trigo germinado (o de otro cereal)

Mezcla y presiona los brotes.

Extiende los brotes de trigo sobre una superficie plana, en una capa de unos 2 o 3 mm.

Deja secar al sol, o sobre un radiador o al horno (a menos de 40 °C).

Cuando esté seco, córtalo en círculos formando tortas.

Se conserva varias semanas en seco y al resguardo de la luz.

Se le puede incorporar:

- Hierbas aromáticas.
- Especias: semillas de hinojo, anís verde, comino, canela…
- Semillas de sésamo o pipas picadas.
- Pasas, almendras, nueces, avellanas, almendras…
- Verdura picada: zanahorias, nabos…
- Fruta fresca cortada en dados: piña, plátano, pera…

Y combinar muchos otros elementos:

- Brotes de trigo + canela + coco rallado.
- Brotes de trigo + comino molido + zanahoria picada.
- Brotes de avena + almendras + pasas.

EL REJUVELAC

El rejuvelac, o agua enzimática, es agua fermentada a partir del germen de trigo, y es rica en vitaminas, sobre todo del grupo B, proteínas y enzimas. Éstas transforman el almidón en glucosa, lo que facilita la digestión.

Durante dicha fermentación, el ácido láctico producido destruye las bacterias perjudiciales.

Si bien durante la elaboración el rejuvelac tiene un olor y un sabor desagradables, debe desecharse el agua y volver a cubrir el trigo con agua fresca.

Modo de preparación

4 cucharadas de trigo

Pon el trigo a germinar durante por lo menos 48 horas.

Pica los brotes groseramente.

Pon los en un tarro y cubrir con 1 litro de agua mineral.

Deja fermentar de 24 a 36 horas (cuanto más tiempo transcurra, más pronunciado será el sabor).

Filtra.

Consúmelo inmediatamente o conserva en una botella.

Vuelve a llenar los brotes del tarro con más agua mineral y deja fermentar 24 horas.

Filtra y repite la operación una vez más.

Tras el tercer filtrado, deben desecharse los brotes.

La temperatura ideal de fermentación se sitúa entre los 18 y los 25 ºC. El rejuvelac, cuyo sabor ligeramente ácido se debe a los lactobacilos, se bebe tal cual o mezclado con un edulcorante natural: miel, sirope de arce, azúcar moreno, sirope de agave…

Puede tomarse como bebida cotidiana, tal cual, o incorporarlo a numerosas bebidas (*véanse* «Recetas») sustituyendo el agua.

Esta bebida fermentada también puede obtenerse a partir del mijo, el centeno, la cebada, el trigo sarraceno o la espelta, siempre germinados y ligeramente machacados.

LIMONADA DE TRIGO

A partir de esta receta básica se pueden obtener diversas bebidas aromatizadas, haciendo un macerado en el momento de la germinación:

- Unas cuantas rodajas de limón o de naranja
- Un puñado de tila, de menta o de maría luisa
- 10 gotas de aceite esencial de limón, naranja, menta, mandarina o bien añadir, al final de la fermentación, 2 cucharadas de sirope de fruta (fresas, frambuesas, arándanos, moras…) y 2 cucharadas de sirope de menta

También puedes dar color a la bebida con 1 cucharada de zumo de remolacha.

Modo de preparación

4 cucharadas de miel o azúcar moreno, 1 litro de rejuvelac

En un tarro, mezcla el rejuvelac con la miel o el azúcar.
Cubre con un pañito fino o una tapa.
Deja fermentar 24 horas.

El maíz y la cebada

Con el maíz y la cebada ocurre lo mismo que con el resto de los cereales: aumento del contenido en vitaminas y minerales.

La cebada es un cereal refrescante. Cuando germina, da lugar a la malta. La harina de cebada añadida a un plato de cereales facilita la digestión del almidón.

El mijo

Cereal de los países pobres por excelencia, el mijo es conocido por todos. Es un cereal equilibrado (contiene lisina) muy conveniente para los jóvenes en edad de crecimiento. El mijo es rico en magnesio, hierro, fósforo y manganeso.

Es un alimento antianémico y anticanceroso.

El trigo sarraceno

Del mismo modo que el mijo, el trigo sarraceno se cultiva bien en suelos pobres e incompletos.

Con 215 mg/100 g de magnesio, es el cereal disponible más rico en este mineral. El trigo sarraceno refuerza la permeabilidad capilar, de modo que se indica especialmente para las personas con problemas cardiovasculares.

El centeno

Cereal poco consumido, tiene una composición muy parecida al trigo. Es rico en fósforo, potasio y magnesio. Es un cereal energético y regula la fluidez sanguínea. Se recomienda en caso de arterioesclerosis y de otros problemas cardiovasculares.

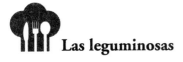 **Las leguminosas**

Existen más de 13.000 especies (guisantes, judías, habas, etc.). La particularidad de las legumbres es que, al contrario que los cereales, son ricas en lisina. Ello permite una complementariedad proteica de primer orden.

La alfalfa

Es una semilla de uso reciente.

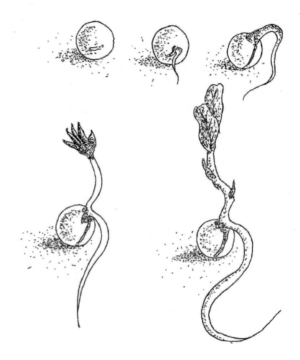

La germinación del guisante

La alfalfa tiene una germinación exuberante y rica. Así, 100 g de alfalfa deshidratada tienen un 20 % de proteínas, fósforo, calcio, potasio, magnesio, hierro, azufre y vitaminas (A, B1, B2, B6, C, D, E, K).

No dudes en tomarla cada día.

El fenogreco

Ya cultivado en tiempos de los faraones, el fenogreco era muy consumido en la edad media, cuando se usaba para combatir numerosas dolencias, como la fiebre, las palpitaciones, los problemas hepáticos y los renales. En efecto, sus propiedades son múltiples. La semilla es fortificante, tónica y reconstituyente.

Hace que los enfermos recuperen el apetito perdido, favorece la fabricación de glóbulos rojos, etc.

Germinado, el fenogreco contiene más de un 30 % de proteínas. También es rico en fósforo, hierro, azufre y vitamina A.

La semilla seca tiene un sabor muy fuerte y especiado que va desapareciendo a medida que el germen se desarrolla.

Añade fenogreco a tus ensaladas y a las verduras crudas, pero no abuses de él. Consumirlo una semana al mes es suficiente.

Las judías

Las judías no se pueden comer crudas. Por el contrario, antes de cocerlas, es interesante desencadenar su germinación para transformar, en parte, ciertos azúcares complejos. Además, esta breve germinación predigiere prótidos y lípidos, y aumenta su contenido en carotenos.

Las lentejas

Al contrario que la soja o las judías, las lentejas no tienen elementos responsables de flatulencias desagradables.

En este caso también, la germinación dinamiza sus niveles de proteínas, de vitamina B12 y de caroteno.

Es un alimento muy digestivo y nutritivo, rico en hierro, calcio y vitaminas B y C. Añade lentejas germinadas a tus ensaladas. También puedes dejar que crezcan los brotes hasta 15 o 20 cm, picarlos y tomarlos crudos con un aderezo.

Los garbanzos

Todos solemos consumir garbanzos como legumbre y como acompañamiento de algunos platos, como el cuscús.

Germinado, el garbanzo contiene más de un 20 % de proteínas.

Por lo tanto, es un alimento interesante, más si tenemos en cuenta su contenido en vitamina B12, que se multiplica por 5 al cabo de 4 días de germinación. Los garbanzos germinados permiten preparar el tradicional hummus.

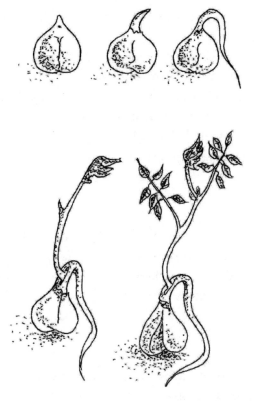

La germinación del garbanzo

La soja verde

Para obtener soja germinada, utiliza exclusivamente soja verde o judías *mungo*. Originaria de la India, la soja verde es más pequeña que la soja amarilla.

El germen de soja es un alimento muy rico que alberga un 37 % de proteínas, un 15 % de lípidos y un 12 % de glúcidos.

En cuanto a las vitaminas, veamos la elocuente tabla que sigue, según V. Kulvinskas.

Aportes vitamínicos de las judías *mungo* antes y después de germinar		
Vitaminas, mg/kg	Semillas no germinadas	Semillas germinadas
Provitamina A	2,70	4,20
B2	1,25	10
B3	27	70
B12	0,60	1,55
C	0	70
E	2,5	3,5

El germen de soja, como todos los brotes, contiene unos niveles nada despreciables de clorofila, que facilita la eliminación de toxinas e interviene en la regeneración de tejidos enfermos.

N.B. – Durante la germinación, los niveles de colina o vitamina J (que controla el metabolismo de las grasas) aumenta en un 30 %.

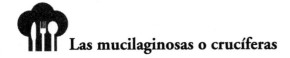 **Las mucilaginosas o crucíferas**

Representadas básicamente por el berro y el lino, suelen consumirse por su acción en el tránsito intestinal. También se pueden poner a germinar semillas de col, de brócoli, colza, rúcula, mostaza, *daikon*, rábano y kale o col rizada.

El berro

La variedad utilizada para estos menesteres es el berro alenois («alenois» es una deformación de «orléanais»). Deriva de plantas silvestres herbáceas de origen egipcio y asiático, utilizadas en la antigüedad para combatir el dolor de estómago.

El berro alenois es rico en minerales (hierro y azufre), vitaminas (B, C y K), clorofila y carotenos. Raramente se consume al principio de la germinación.

Espera a tener brotes tiernos (*véase* Los brotes tiernos).

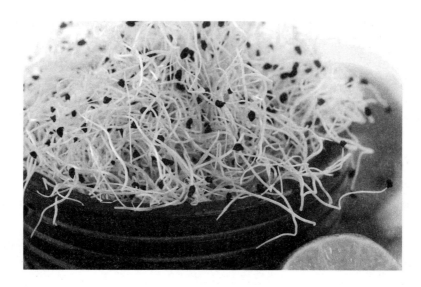

El lino

Cuenta con un 10 % de mucílagos (de ahí su acción sobre el tránsito), cerca de un 40 % de lípidos, principalmente constituidos por ácidos grasos insaturados, y minerales (calcio, hierro, potasio, etc.).

Las semillas de lino son, al mismo tiempo, endulzantes, diuréticas, emolientes y, sobre todo, laxantes. Por lo tanto, están indicadas como coadyuvante terapéutico en caso de arterioesclerosis, estreñimiento, problemas en la sangre, en los intestinos o de orina. Consumir sus brotes por cortos períodos de tiempo, haciendo curas.

El daikon

También llamado «rábano japonés», posee unas semillas que, una vez germinadas, tienen un sabor especiado que combina perfectamente con el queso.

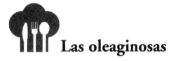 **Las oleaginosas**

El sésamo

De origen indio, el sésamo es una planta leñosa cuyas semillas son ricas en proteínas (21 %) y ácidos grasos insaturados. Muy común en Oriente, empieza a ser muy apreciado en Europa, esparcido sobre ensaladas y crudités, en forma de gomasio, de puré *(tahini)* y de confitura (crema azucarada).

En todos los casos, podemos utilizarlo germinado para estas preparaciones: será más nutritivo aún.

Las pipas de girasol

El girasol se cultiva básicamente por su aceite. Sin embargo, podemos consumir sus pipas crudas y previamente germinadas.

Las pipas germinan muy rápido y nos aportan toda su riqueza en ácido graso linoleico, que es un importante regulador de los sistemas endocrino y nervioso.

También se pueden germinar almendras y avellanas.

En resumen, puedes germinar: ajo, amaranto, avena, *azukis*, albahaca, remolacha, trigo, brócoli, zanahoria, alcaravea, apio, perifollo, achicoria, todos los tipos de col, cebollino, calabaza, cilantro, berro, comino, *daikon*, espelta, espinacas, hinojo, fenogreco, judías *mungo*, kale, lentejas, lino, alfalfa, maíz, mijo, mostaza, nabos, rábanos, neguillas, cebollas, onagra, cebada, perejil, puerro, guisantes, garbanzos, verdolaga, llantén, quinoa, arroz, rúcula, trigo sarraceno, centeno, sésamo, girasol, trébol.

También puedes hacer mezclas a tu gusto o comprarlas ya preparadas en las tiendas bio.

Evita siempre: la berenjena, el tomate y toda planta cuyas hojas resulten tóxicas.

Tabla de germinación

Estos valores son a título orientativo, dado que la germinación varía en función de la temperatura, la calidad de las semillas, la humedad ambiental, la luminosidad (las semillas necesitan agua, calor y luz para germinar bien).

Semilla	Remojo de preparación (horas)	Consumir al cabo de (días)	Longitud media del germen en recolección (cm)	Modo de consumo
Alfalfa	1 noche	4 a 7	3 a 4	cruda
Almendra, avellana	1 noche	1	0,2	cruda
Amaranto	1	2-3	0,5	crudo
Apio	5	8 a 10	2	crudo
Arroz integral	1 noche	4	0,2-2	crudo
Avena	1 noche	2-3	0,5 a 1,5	cruda
Azuki	15	4-5	3	cruda
Berro	1	3 a 6	4 a 5	crudo
Brócoli	5	4 a 6	2,5	crudo

Semilla	Remojo de preparación (horas)	Consumir al cabo de (días)	Longitud media del germen en recolección (cm)	Modo de consumo
Calabaza	1 noche	1 a 3	0,5	cruda
Centeno	1 noche	2 a 3	0,2 a 0,5	crudo
Col	5	4 a 6	2,5	cruda
Comino	5	5	1 a 3	crudo
Daikon	1 noche	4 a 6	2,5	crudo
Eneldo	1 noche	4 - 8	2 a 4	crudo
Espinaca	5	6	1 a 2	cruda
Fenogreco	1 noche	2 a 5	2 a 3	crudo
Garbanzo	1 noche	3	0,5 - 3	crudo
Guisantes	1 noche	3	1 a 2	crudo
Judías blancas y tiernas	1 noche	2	2 a 3	cruda
Judías *mungo*	1 noche	5	4 a 6	cruda
Kamut®	1 noche	3	0,5 a 1,5	crudo
Lentejas y lentejas coral	1 noche	3 a 5	1 a 2,5	crudas y cocidas
Lino	1	3	1 a 4	crudo

Semilla	Remojo de preparación (horas)	Consumir al cabo de (días)	Longitud media del germen en recolección (cm)	Modo de consumo
Maíz	1 noche	4	1 a 2	crudo
Mijo	1 noche	4	0,2 a 0,5	crudo
Mostaza	3	4	2 a 4	cruda
Pipas peladas	6	1 a 2	0,2 a 3	crudas
Puerro	1 noche	10	2 a 4	crudo
Quinoa	2	2	0,2 - 1	cruda
Rábano	6	3 a 6	2,5 a 4	crudo
Sésamo sin cáscara	5	3	0,2 a 0,5	crudo
Trébol	5	5	2 a 4	crudo
Trigo sarraceno descascarillado	1	3	0,2 a 0,5	crudo
Trigo, espelta, cebada	1 noche	2 a 3	0,2 a 0,5	crudo
Verdolaga	1	4 a 6	3 a 4	cruda
Zanahoria	8 - 12	8 a 9	4	cruda

LOS BROTES
TIERNOS

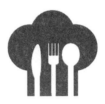

No todo el mundo tiene un jardín o un huertecito donde plantar lechugas y tomates.

No obstante, todos podemos cultivar brotes tiernos en el balcón, en el alféizar de la ventana o en la cocina.

La riqueza de los brotes tiernos en clorofila y en elementos vitales los sitúan entre los alimentos de primera necesidad que deberían incluirse, de manera obligatoria, en nuestra alimentación cotidiana.

- Su aporte en agua se multiplica por 50.
- Los niveles de proteínas y fibra se multiplican por 2,5.
- Los lípidos, por su parte, doblan su cantidad.
- Los niveles de glúcidos aumentan un 60 %, el almidón disminuye ligeramente y la maltosa se multiplica por 10.

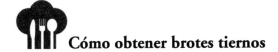 **Cómo obtener brotes tiernos**

A partir de 1 kg de semillas secas, podrás recolectar 6 kg de brotes tiernos. Se requiere un material muy sencillo. Escoge una de las dos soluciones que proponemos:

- Cajas llenas de tierra: algunas plantas, como el ajo, requieren un cultivo en tierra. Hay que tener en cuenta que este sistema impone la compra de ciertos materiales, y su manipulación resulta difícil cuando se vive en un piso pequeño.
- Simples recipientes de germinación: basta con poner las semillas a germinar y dejar que sigan su curso libremente. Las lentejas o la alfalfa, sin ir más lejos, pueden permanecer en el tarro de germinar hasta el momento de la recolección. Lo malo es que, en este caso, los brotes no son tan ricos, nutricionalmente, como los brotes que salen de la tierra.

Evita el exceso de agua en ambos casos, porque aparecen los hongos. Éstos se desarrollan más rápido y mejor que los brotes.

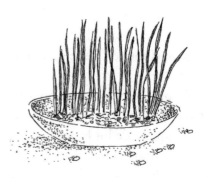

La altura de los recipientes dependerá de la variedad de semillas utilizada. El trigo, los berros o las lentejas requieren unos 10 cm de alto; el fenogreco o la mostaza se contentan con sólo 4 o 5 cm.

 ## Escoge tus brotes preferidos

El ajo

Escoge dientes grandes y sanos, bien blancos y duros. Planta cada diente en tierra con la punta hacia arriba. Deja un espacio de 1 cm entre cada diente. Al cabo de 48 horas, germinarán y empezarán a crecer.

Antes de recolectar, espera que las plantas alcancen una altura de 20 cm. Corta los brotes a ras del suelo: rebrotarán fácilmente.

Si te cuesta mucho digerir el ajo, conténtate con sus brotes tiernos, de fácil digestión.

El trigo

Con o sin tierra, el trigo crece con facilidad. Piensa sólo en humedecerlo una vez al día. Dos semanas más tarde está listo para recolectar. El brote de trigo es filamentoso, por eso cuesta de incorporar a los platos. Pero como conviene aprovechar toda la riqueza de su clorofila aconsejamos:

- Machacar el brote y aprovechar la pulpa.
- Hacer zumo… pero para ello necesitas una licuadora.

ZUMO DE BROTES

Los brotes tiernos de trigo se usan, en forma de zumo, en muchos centros terapéuticos estadounidenses.

Dada su riqueza en clorofila y vitaminas, este zumo es un potente depurativo. Es muy útil en personas que no soportan el ayuno radical y en todo el que quiera desintoxicarse.

El zumo de brotes se aconseja en caso de problemas respiratorios y sanguíneos, dermatosis, anemia, arterioesclerosis, acné, depresión, piorrea, y para regenerar a todo individuo debilitado.

En todos los casos, el zumo debe tomarse en ayunas, 15 o 20 minutos después de tomarse un zumo de limón, para evitar las reacciones de eliminación violentas en algunas personas toxémicas.

El tratamiento puede seguirse durante meses. Sin embargo, es conveniente empezar con pequeñas dosis (por ejemplo, una cucharadita de café) hasta alcanzar un vaso entero en quince días.

Para los que no soportan su sabor, en Estados Unidos hay unas maquinitas destinadas a hacer lavados de zumos a base de trigo. Este tratamiento sirve para asegurar la regeneración total de la flora intestinal.

Las lentejas

Como el trigo, la lenteja no necesita atenciones especiales. Sobre una base de algodones o en un simple plato, en 10 días podrás recolectar tus brotes tiernos, abundantes y de sabor ligeramente ácido. Aconsejamos usar la lenteja verde de Puy, porque es la más sabrosa.

Una vez cortada, la lenteja no rebrota.

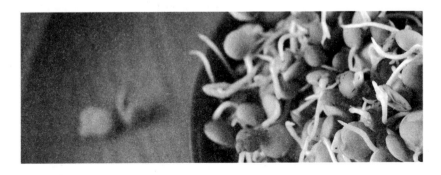

La cebolla

Los más sencillo es comprar bulbos, que enterrarás en una caja llena de tierra, a una distancia de 2 cm entre ellos. También puedes plantar las cebollas que tengas en casa y que hayan empezado a germinar solas; brotarán muy pronto y con profusión.

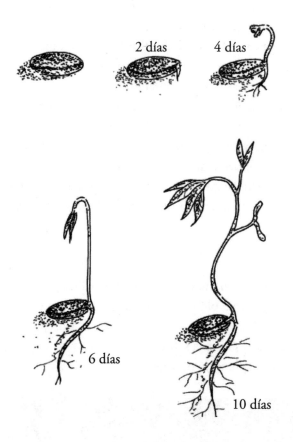

La germinación de la lenteja

El trigo sarraceno

Ampliamente cultivado desde el siglo XVI, el trigo sarraceno está un poco olvidado en la actualidad, y sólo se usa en la preparación de crêpes de la Chandeleur.

Es rico en minerales: fósforo, magnesio, calcio, azufre, sodio, cloro y vitaminas B1, B2, B3, B5, B6 y P.

El interés del trigo sarraceno reside en sus niveles de vitamina P, más conocida como rutina, que se recomienda en casos de fragilidad vascular. La rutina es una protectora eficaz de los vasos sanguíneos.

... y también

Muchas otras semillas pueden ponerse a germinar para aprovechar sus brotes tiernos de agradable sabor.

Remolacha, zanahoria, nabos, rábanos, etc. Con ellos obtendremos brotes ricos en minerales, vitaminas y clorofila, que podremos añadir a ensaladas de sabores inesperados.

¿POR QUÉ CONSUMIR SEMILLAS GERMINADAS?

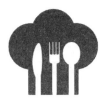

Algunas buenas razones

Hay veinte buenas razones, económicas y prácticas, para poner semillas a germinar:

- Es un método simple que está al alcance de todos.
- Se requiere poco material: unos tarros, un poco de gasa, un plato o una germinadora.
- Se requiere un trabajo mínimo y poco esfuerzo.
- La única necesidad: unos minutos de atención al día para el enjuagado mañana y noche.
- Superficie requerida muy pequeña: un alféizar, un fregadero y una estantería.
- Con una germinadora podremos multiplicar la variedad de cultivos.
- Este jardincito puede instalarse en cualquier sitio de la casa, tanto en el interior como en el exterior.
- Crudités frías para los campistas: un simple trozo de algodón atado al saco o a la tienda, humedecido de vez en cuando.
- No tiene problemas de suelo, malas hierbas, insectos ni de clima o estaciones.
- La recolección es rápida y regular, de 1 a 10 días en general, según la semilla y la longitud deseada de los brotes.
- Los productos obtenidos son completamente ecológicos: ni abonos ni pesticidas ni insecticidas.
- Puedes diversificar tus cultivos, por la gran cantidad de semillas que hay.
- Fácil conservación y almacenamiento: conservando los brotes lejos de la humedad, de los hipotéticos roedores, de la luz, en tarros de cerámica o de cristal.
- Transporte fácil porque las semillas no pesan ni ocupan mucho sitio.
- Frescor excepcional. Van directamente de la germinadora al plato: sin ninguna pérdida nutricional.
- Preparación rápida: no es necesaria ninguna cocción.

- Baratísimo: 1 kg de avena produce 6 kg de brotes tiernos.
- Ningún gasto energético porque se consumen crudos.
- Contacto con la naturaleza: muy importante para los urbanitas, que pueden gozar de un jardín interior.

Finalmente, cabe señalar que las semillas germinadas son bonitas y cada día se puede observar cómo se van desarrollando.

Nueve buenas razones para consumir semillas germinadas y brotes tiernos

Las semillas germinadas y los brotes tiernos:

- Completan las carencias generadas por la alimentación moderna y refinada.
- Aportan una vitalidad excepcional, dado que son alimentos vivos.
- Son ricas en aminoácidos, minerales, vitaminas y enzimas.
- Ven su valor nutritivo considerablemente aumentado tras sólo cuatro días de germinación.
- Aportan clorofila al organismo.
- Son muy digestivos y fácilmente asimilables por el cuerpo (predigestión gracias a las enzimas). En efecto, la germinación transforma los prótidos en aminoácidos, los glúcidos en azúcares simples y las grasas en ácidos grasos, lo que hace estos alimentos fácilmente digeribles.
- Aportan una ración de alimento crudo en todas las estaciones.
- Aseguran el equilibrio nutricional y, por consiguiente, una buena salud.
- Tienen sabores tan variados como deliciosos que nos permiten aromatizar ensaladas, crudités y verduras.

RECETAS

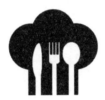

ABREVIATURAS

- Cucharadita = cc
- Cucharada = c
- Litro = l
- Gramo = g

- **Proporciones:** las recetas que siguen se han calculado (salvo que se diga lo contrario) para 5 o 6 personas.
- **Ingredientes:** todos los ingredientes empleados en las siguientes recetas proceden, siempre que ha sido posible, de cultivos ecológicos (es decir, cultivados sin productos químicos ni pesticidas sintéticos), tanto en frutas como en verduras y cereales. Además, los cereales son integrales, los aceites de primera presión en frío, el azúcar moreno integral y la sal natural sin refinar; los huevos y los lácteos provenientes de animales sanos y criados al aire libre. Por regla general, los alimentos serán lo más naturales posibles y con las menores transformaciones industriales. Obviamente, no se emplearán alimentos transgénicos.
- **Tiempo de cocción:** los tiempos de cocción indicados son promedios que pueden fluctuar según el horno y el tipo de fogones: gas, eléctricos, vitrocerámica, etc.
- **Variante:** las recetas presentadas en esta obra no deben entenderse como inmutables, sino todo lo contrario; están pensadas para hacerlas evolucionar según el gusto personal de cada lector, el estado de ánimo, las necesidades, las apetencias o el contenido de la despensa de cada uno. No dudes en sustituir un ingrediente por otro que prefieras o que tengas a mano, una harina por otra, añadir huevos, quesos, olivas, semillas, verdura rallada, etc. Las hierbas aromáticas y las especias pueden variar según los gustos.

RECETAS A MODO DE APERITIVO

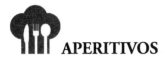 **APERITIVOS**

> 1 taza de sésamo germinado
> 1 taza de pipas de girasol germinadas
> 1 taza de pipas de calabaza germinadas

Tuesta ligeramente las semillas germinadas.

Sala un poco.

Degústalas acompañadas de un cóctel de verduras.

Para facilitar la germinación, pon las semillas en remojo en agua sin cloro.

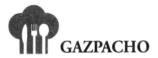 **GAZPACHO**

> 6 tomates maduros, preferiblemente pelados
> 1 pepino pequeño – 2 ramitas de apio
> 1 diente de ajo grande
> aceite de oliva y perejil
> sal y pimienta
> 3 c de alfalfa germinada

Bate los tomates con el pepino cortado en dados y añade el diente de ajo, el apio y la alfalfa.

Vierte aceite de oliva.

Salpimienta al gusto.

Espolvorea con perejil picado.

Sirve muy frío durante los días de verano.

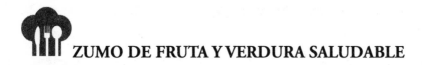

ZUMO DE FRUTA Y VERDURA SALUDABLE

Algunas ideas:

tomates + alfalfa + sal de apio
albaricoques + melocotones + pipas de girasol geminadas
zanahorias + berros
zanahorias + remolacha + pipas de girasol germinadas
naranjas + sésamo germinado

Añade a todos tus zumos (naranja, manzana, zanahoria, piña, etc.) algunas semillas germinadas: pipas de girasol, alfalfa, lentejas, fenogreco… y bate todo.

Los egipcios utilizaban el fenogreco para reducir la fiebre.

El sabor de los brotes de berro recuerda a la mostaza.

Se permiten todas las combinaciones posibles: no dudes en improvisar cócteles de fruta y verdura para abrir el apetito de tu familia o invitados.

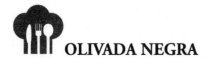

OLIVADA NEGRA

200 g de aceitunas negras (sin hueso)
10 alcaparras + 1 diente de ajo pequeño
2 o 3 c de trigo germinado (o espelta)
1 chorrito de aceite de oliva + una pizca de tomillo en polvo
unas gotas de zumo de limón
una pizca de pimienta negra (opcional)

Pasa por la batidora o por el mortero (según la consistencia deseada) todos los ingredientes hasta obtener una pasta untuosa.

Unta sobre pequeñas rebanadas de pan integral tostado y sirve como aperitivo acompañado de zumo de verdura. Si puedes, decántate por las aceitunas de Nyons.

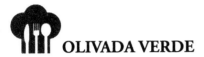 **OLIVADA VERDE**

> 250 g de aceitunas verdes (sin hueso)
> 80 g de almendras o de piñones
> 3 c de alfalfa germinada
> 1 c de albahaca fresca
> 1 chorrito de aceite de oliva
> una pizca de pimienta negra (opcional)

Procede del mismo modo que con la olivada negra.

ENSALADAS Y CRUDITÉS

Consejos para elaborar tus ensaladas:

Puedes prepararlas de muchos tipos, disponiéndolas en platos individuales o mezcladas en una fuente común. Combina:

- Semillas germinadas: alfalfa, mostaza, fenogreco, trigo, sésamo, girasol...
- Brotes tiernos: lentejas, berros...
- Verdura cruda en bastoncitos, rodajitas o dados.
- Hierbas aromáticas frescas, picadas: perejil, albahaca, cebollino, perifollo, estragón...
- Aceitunas, dados de queso de cabra...

Adereza con una salsa o una vinagreta al gusto.

Y aún más sencillo, dispón en la mesa las semillas germinadas, los brotes y las hierbas aromáticas, con un surtido de verduritas crudas en bastoncillos y cuencos con salsas variadas, aceitunas negras y verdes...

Así cada cual tendrá su combinación predilecta dejando vía libre a la imaginación.

Recuerda: un alimento elaborado pierde sus preciosas enzimas.

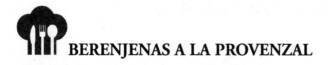 **BERENJENAS A LA PROVENZAL**

> 2 berenjenas – 2 tomates – 4 c de trigo germinado
> 2 c de aceite de oliva – 1 cc de *tamari*
> 4 cc de perejil picado.

Hornea un poco las berenjenas, córtalas por la mitad a lo largo y retira la carne con cuidado de no estropear la piel. Reserva.

Pela los tomates y córtalos en dados pequeños.

En una fuente, mezcla la carne de las berenjenas con los dados de tomate y el trigo germinado.

Haz una vinagreta con el aceite, el *tamari* y el ajo picado y emulsiona bien.

Adereza con la vinagreta las berenjenas, el tomate y el trigo, y reparte la preparación en las berenjenas vacías.

Espolvorea con el perejil picado e introduce en el frigorífico antes de servir.

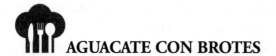 **AGUACATE CON BROTES**

> 4 aguacates – 8 c de alfalfa
> 3 c de aceite de oliva
> 2 c de zumo de limón – 1 diente de ajo
> 1 c de levadura malteada – sal y pimienta

Corta los aguacates por la mitad, a lo largo. Retira el hueso.

En cada mitad del aguacate, pon 2 cucharadas de alfalfa.

Prepara la vinagreta mezclando el zumo de limón con el aceite, el diente de ajo bien picado y un poco de sal y pimienta. Emulsiona bien y vierte sobre los aguacates.

Espolvorea con un poco de levadura.

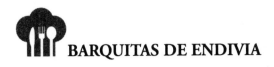

BARQUITAS DE ENDIVIA

4 zanahorias ralladas – 3 c de alfalfa germinada
1 remolacha cruda y rallada – 1 c de zumo de limón
1 c de sésamo germinado y ligeramente tostado
2 c de aceite de oliva

Mezcla las zanahorias y la alfalfa y la remolacha con el sésamo germinado.

Decora las hojas de endivias con esta mezcla.

Colócalas bien dispuestas en un plato y adereza con la vinagreta de aceite y limón.

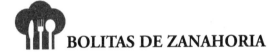

BOLITAS DE ZANAHORIA

4 zanahorias ralladas
3 c de puré de almendras (o de *tahin*)
menta fresca picada – 1 cc de perejil picado
2 c de sésamo germinado ligeramente tostado
50 g de avellanas picadas – sal sin refinar

Mezcla todos los ingredientes, salvo la menta.
Forma bolitas, que luego harás rodar sobre la menta picada.

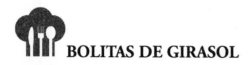

BOLITAS DE GIRASOL

> 2 c de pipas de girasol germinadas
> 2 rodajas de rulo de cabra – una pizca de pimentón
> 10 aceitunas cortadas picadas – una cc de comino en polvo
> sésamo germinado

Chafa los tomates y mézclalos con las pipas germinadas, las aceitunas, el comino y el pimentón.

Forma bolitas, que después harás rodar sobre el sésamo.

¡Deliciosas como aperitivo!

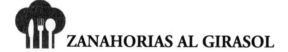

ZANAHORIAS AL GIRASOL

> 400 g de zanahoria rallada
> 3 c de pipas de girasol germinadas
> 1 manzana cortada en dados – aceitunas negras
> 30 g de avellanas – 2 c de aceite de oliva
> 2 cc de zumo de limón
> 1 cc de *tamari* – 1 cc de perifollo picado

Mezcla todos los ingredientes.

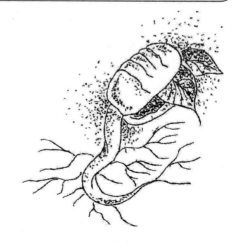

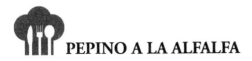

PEPINO A LA ALFALFA

> 3 c de alfalfa germinada
> 1 c de pipas de girasol germinadas
> 1 yogur – 1 pepino grande en dados
> ½ cc de *tamari* – 1 cc de menta picada

Mezcla todos los ingredientes.

QUESO A LAS FINAS HIERNAS CON SEMILLAS GERMINADAS

> 3 rodajas de rulo de cabra – 2 c de berro germinado
> 1 c de mostaza germinada
> 1 c de cebollino picado
> 1 cc de perejil picado – sal sin refinar (opcional)

Chafa los tomates y mezcla con las finas hierbas. Acompaña con crudités o con patatas al vapor.

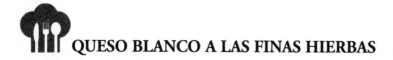

QUESO BLANCO A LAS FINAS HIERBAS

> 200 g de queso blanco – 1 taza de alfalfa germinada
> 1 c de cebollino picado
> 1 c de perejil picado – 1 diente de ajo picado
> 1 cc de albahaca picada

Mezcla todo bien.
Puede servir como salsa para las crudités o sustituir al queso.

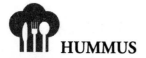

HUMMUS

> 125 g de garbanzos germinados – 2 dientes de ajo
> 2 c de zumo de limón
> 2 c de *tahini* – 1 c de aceite de oliva
> ½ cc de comino en polvo – menta picada – sal sin refinar

Pasa los garbanzos por la batidora, junto con el ajo, el aceite, el limón, el *tahini* y ½ vaso de agua. Bate hasta obtener una crema fina, muy homogénea.

Añade la sal y el comino, y vuelve a batir.

Presenta en un cuenco con la menta picada espolvoreada.

Sirve frío con hojas de lechuga alrededor.

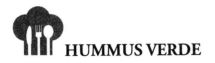 **HUMMUS VERDE**

> 80 g de garbanzos – 2 aguacates
> 1 c de zumo de limón – 1 c de tamari
> 1 c de aceite de oliva – 1 c de perejil picado

Bate todos los ingredientes y sirve frío.
El garbanzo es una legumbre muy energética, diurética y vermífuga.

CANÓNIGOS Y BERROS CON HUEVO DURO

> 1 puñado de berros – 300 g de canónigos
> 3 tomates en rodajas – 2 huevos duros picados
> 1 cebolla picada – 2 dientes de ajo picados
> 1 c de vinagre balsámico (o de sidra)
> 3 c de aceite de girasol
> una pizca de azúcar moreno sin refinar – sal sin refinar

Mezcla los canónigos con los berros, el ajo, el vinagre, el aceite, el azúcar y la sal. Pon esta ensalada en el centro de un plato llano.

Rodéala con una corona de huevos duros picados y otra corona de rodajas de tomate.

Puedes utilizar los berros de 8 a 10 días después de la germinación.

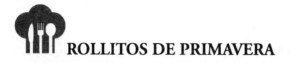

ROLLITOS DE PRIMAVERA

> 250 g de zanahorias ralladas – 60 g de tofu desmenuzado
> 80 g de soja – 1 c de sésamo germinado
> 1 cc de zumo de limón
> 1 c de menta picada
> hojas de col o de lechuga

Mezcla todos los ingredientes.

Ponlos sobre una hoja de col o de lechuga.

Enróllalas doblando los extremos, como si fuera un rollito.

Una hoja de alga puede reemplazar perfectamente la hoja de col o de lechuga.

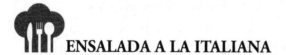

ENSALADA A LA ITALIANA

> 5 c de alfalfa germinada – 250 g de col lombarda
> 2 c de brotes de lentejas picados
> 1 c de parmesano rallado
> 1 c de vinagre balsámico
> 4 c de aceite de oliva
> 3 dientes de ajo picados – 2 c de albahaca picada
> sal sin refinar

Pon la col y la alfalfa germinada en una ensaladera.

En un cuenco, mezcla el ajo, la albahaca, el parmesano, el vinagre, el aceite, los brotes de lentejas y la sal.

Vierte la vinagreta sobre la ensalada.

Remueve delicadamente y deja macerar unos minutos antes de servir.

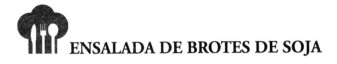 ## ENSALADA DE BROTES DE SOJA

250 g de soja germinada – 1 pimiento rojo en juliana
1 pimiento verde en juliana – 1 diente de ajo picado
10 rabanitos en rodajas – 2 c de aceite de sésamo
1 c de *tamari* – 1 c de cilantro picado

Mezcla todos los ingredientes.

Esparce el cilantro picado.

El ajo es la planta medicinal más antigua que se conoce. Puedes transformar esta ensalada, en un abrir y cerrar de ojos, en una ensalada más nutritiva que puede servir de plato completo, añadiéndole simplemente: un gran cuenco de arroz blanco, 150 g de tofu ahumado en dados, 2 aguacates en dados y 3 cucharadas de pipas de girasol germinadas.

Aumenta, entonces, la cantidad de aceite y de *tamari*.

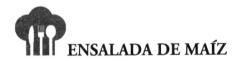 ## ENSALADA DE MAÍZ

300 g de maíz – 2 tomates en dados – aceitunas negras
1 pimiento en juliana – 50 g de cacahuetes – 1 aguacate en dados
1 taza de alfalfa germinada – 2 chalotas picadas – ½ taza de pasas
1 c de cebollino picado
2 c de pipas de girasol germinadas
2 c de aceite de cacahuete
2 cc de vinagre de sidra – 1 cc de mostaza
1 cc de *tamari*

Prepara la salsa en la misma ensaladera, mezclando la mostaza, el aceite, el vinagre y el *tamari*.

Coloca el resto de los ingredientes por encima y mezcla bien.

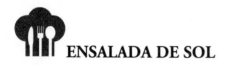 **ENSALADA DE SOL**

100 g de soja germinada – 1 lechuga – 1 naranja en dados
60 g de pasas – 80 g de tofu desmenuzado
80 g de queso Comté en dados – 2 c de aceite de soja
1 cc de zumo de limón – 1 cc de *tamari*
1 cc de perejil picado

Mezcla todos los ingredientes.

Prepara la salsa en la misma ensaladera mezclando la mostaza, el aceite, el vinagre y el *tamari*.

Coloca el resto de los ingredientes por encima.

Mezcla bien.

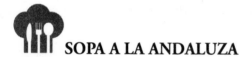 **SOPA A LA ANDALUZA**

1 kg de tomates – 1 diente de ajo – 2 tomates grandes en dados
2 cebollas picadas – 1 pepino en dados
1 pimiento verde en dados – 1 pimiento rojo en dados
1 limón exprimido – 1 puñado de semillas de mostaza germinadas
1 taza de brotes tiernos al gusto – una pizca de pimentón en polvo
aceite de oliva – *tamari* – perejil, albahaca o cebollino
1 cuenco de picatostes frotados con ajo

Bate los tomates y el ajo, y vierte la mezcla en una sopera. Añade 30 cl de agua fría, unos cuantos cubitos y el resto de los ingredientes (salvo los picatostes).

Deja reposar unos 10 minutos y luego sirve.

Distribuye los picatostes al ajo.

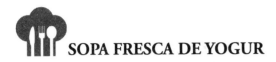

SOPA FRESCA DE YOGUR

> 1 cuenco de alfalfa germinada – 1 cuenco de cebolla picada
> 1 cuenco de pepino en dados – 1 cuenco de lechuga a tiras
> 1 c de *tamari* – 6 yogures naturales (vaca o soja)
> 1 c de semillas de mostaza o berro germinadas
> 2 c de sésamo germinados en 1 solo día

Coloca en la mesa los cuencos con las crudités y las semillas germinadas, junto con los yogures.

Cada cual se servirá y preparará su mezcla según su propio gusto.

También podemos incorporar: aceitunas, cebollino o perejil picado, semillas germinadas, zanahorias ralladas…

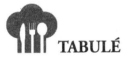

TABULÉ

> 3 tazas de trigo germinado en 3 días – 2 tomates en dados
> 1 pepino pequeño en dados – 1 pimiento rojo picado
> 1 cebolla picada – 2 dientes de ajo picados – aceitunas negras
> 2 c de pipas de girasol germinadas – zumo de 2 limones
> 1 c de menta fresca picada
> 2 c de aceite de oliva – sal sin refinar

Mezcla todos los ingredientes.

Reserva en frigorífico unas horas antes de servir. También puede prepararse a partir de bulgur (trigo germinado precocido).

TOMATES RELLENOS AL FENOGRECO

2 c de fenogreco germinado
1 c de berro germinado – 6 tomates
250 g de queso fresco – 2 chalotas picadas
1 diente de ajo picado – 1 c de aceite de oliva
1 c de zumo de limón
1 c de perejil
½ c de cebollino picado
sal sin refinar

Corta la parte superior de los tomates y vacíalos.

Mezcla todos los ingredientes y rellena con ellos los tomates.

Coloca de nuevo la parte superior de los tomates.

El fenogreco se cultiva mucho en la India, China y América.

TOMATES RELLENOS DE ARROZ

6 tomates – 2 c de soja germinada
1 c de alfalfa germinada
1 cuenco de arroz cocido (o cualquier otro cereal cocido)
1 c de berros germinados
50 g de pasas – 1 zanahoria rallada
2 huevos duros picados
1 c de aceite de oliva
sal sin refinar

Corta la parte superior de los tomates y vacíalos.
Mezcla todos los ingredientes.
Rellena los tomates.
Coloca de nuevo la parte superior de los tomates.
Sírvelos fríos sobre un lecho de lechuga.

LEGUMBRES, CERALES Y VERDURAS

Consejos de utilización de la verdura y los cereales

Todos los cereales y las leguminosas pueden ponerse a germinar antes de su preparación, e incluso antes de la cocción. Sabemos que es más interesante consumirlos germinados y crudos para que conserven todas sus cualidades nutritivas.

Añade un puñado a todos tus platos de verduras y cereales cocidos, justo antes de servirlos, para que resulten más apetitosos.

Si prefieres tomar leguminosas cocidas, no dudes en ponerlas a germinar de 1 a 3 días.

Con la cocción pierden vitaminas y enzimas, pero a pesar de todo, te beneficiarás de muchas ventajas que no deben obviarse:

- Elevado aporte y más equilibrado de proteínas y sales minerales.
- Desaparición de los problemas de flatulencias, fermentaciones e hinchazón de vientre (sobre todo con las leguminosas).
- Mejor asimilación y digestión más sencilla.
- Tiempo de cocción más reducido.

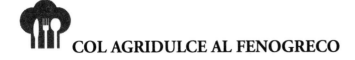 **COL AGRIDULCE AL FENOGRECO**

2 c de fenogreco germinado
1 c de berro germinado
1 col china (1 kg) en juliana
3 cebolletas en juliana – 5 cl de vinagre de sidra
1 c de azúcar moreno
20 rábanos en rodajas
1 cc de jengibre en polvo
1 c de pimienta roja
sal sin refinar

Pon 5 cl de agua en una sartén con el vinagre, el azúcar, la pimienta, el jengibre y la sal.

Lleva a ebullición y deja que se reduzca a la mitad (5 minutos).

Cuece la col al vapor durante 10 minutos.

Mezcla en una ensaladera los rábanos, la col, las cebolletas, el fenogreco y los berros.

Rocía con la salsa.

El fenogreco reduce la tensión arterial y los niveles de glucosa en sangre.

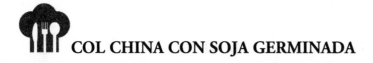 COL CHINA CON SOJA GERMINADA

120 g de soja fresca germinada
2 c de mostaza germinada durante 1 día y machacada
1 col china en juliana – 1 pimiento rojo en rodajas
4 c de zumo de limón
1 c de bechamel
½ cc de nuez moscada
una pizca de puré de pimiento picante – 1 c de *tamari*
sal sin refinar – pimienta

Pon en una cacerola la soja germinada, la col, el pimiento, el zumo de limón, el *tamari* y 1 vaso de agua.

Lleva a ebullición y deja cocer a fuego lento unos 15 minutos.

Escurre la verdura, reserva el líquido de cocción y mézclala con la bechamel, el pimiento picante, la sal, la pimienta, la nuez moscada y la mostaza germinada.

Coloca las verduras en un plato de servicio y rocía la salsa.

Las semillas germinadas son ricas en proteínas completas.

Fíjate en el sabor picante de la mostaza germinada.

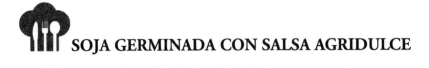 SOJA GERMINADA CON SALSA AGRIDULCE

125 g de soja germinada – 1 coliflor pequeña separada en ramitos
1 pimiento verde en dados
1 pimiento rojo en dados – 1 rama de apio en trozos de 1,5 cm
2 tomates en cuartos
1 cubito de soja diluido en 4 c de agua
1 c de *tamari*
2 c de margarina – 250 g de arroz largo integral

SALSA:
1 c de azúcar moreno
2 c de vinagre de sidra
1 c de tomate triturado
1 c de *tamari* – 3 c de zumo de naranja
3 g de agar-agar diluido en 4 c de agua caliente

Cuece el arroz en agua hirviendo con sal, durante 40 minutos.

Vierte la margarina y el cubo de soja diluido en agua en una cacerola, y cuece suavemente hasta que la margarina se derrita.

Añade la verdura, la soja germinada y el *tamari* y rehógalos a fuego fuerte durante 2 minutos sin dejar de remover.

Baja el fuego, tapa y deja cocer 10 minutos.

Mientras tanto, mezcla todos los ingredientes de la salsa y lleva a ebullición sin dejar de remover.

Vierte en el centro de un plato llano, con el arroz dispuesto en corona alrededor y rociado con la salsa.

El agar-agar es un gelificante natural a base de algas.

VERDURAS CON BROTES DE SOJA A LA CHINA

125 g de soja germinada
100 g de brotes de bambú cortados en dados
100 g de zanahorias en rodajas
100 g de guisantes con su vaina
100 g de guisantes limpios
1 cc de azúcar moreno
3 c de aceite de sésamo
½ cc de sal
1 cuch sopera de agua

En un wok (o una sartén), calienta el aceite y saltea durante 2 minutos los brotes de bambú, los guisantes, las vainas y las zanahorias.

Mezcla bien y añade la soja germinada, el azúcar, la sal y el agua y prosigue la cocción 2 minutos más.

Sirve inmediatamente.

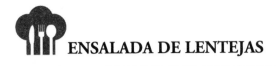 **ENSALADA DE LENTEJAS**

250 g de lentejas germinadas durante 2 días
250 g de champiñones picados – 100 g de tofu ahumado
1 cebolla – 4 chalotas picadas
4 c de aceite de oliva
2 c de vinagre de sidra
2 dientes de ajo picados – 1 cc de mostaza al limón
1 hoja de laurel – 1 ramita de tomillo
1 c de estragón fresco picado
1 c de perejil picado
1 c de perifollo picado

Cuece las lentejas al vapor con la cebolla, el tomillo y el laurel durante, unos 40 minutos.

Escúrrelas y pon las en una ensaladera para que se enfríen.

Añade el tofu ahumado, los champiñones, el ajo, las chalotas y mezcla todo bien.

Prepara la salda diluyendo la mostaza con el vinagre, el aceite y la sal.

Vierte la salsa sobre las lentejas en la ensaladera y espolvorea con las hierbas picadas.

¡Éste es un plato casi completo!

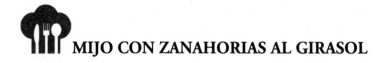

MIJO CON ZANAHORIAS AL GIRASOL

½ de mijo – 1 cebolla grande picada
2 zanahorias ralladas
1 ramita de apio en dados – aceitunas negras
3 c de pipas de girasol ligeramente germinadas
1 c de sésamo
2 c de aceite de oliva
1 cc de perejil picado – 1 c de *tamari*
80 g de queso rallado

Dora la cebolla en la sartén con el aceite, añade el apio y las zanahorias, luego incorpora el mijo y cubre con 4 o 5 tazas de agua. Deja cocer 45 minutos, tapado. Incorpora después las pipas germinadas, el perejil, el sésamo, el *tamari* y las aceitunas.

Pon una capa de queso rallado y deja que se derrita.

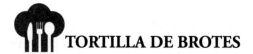

TORTILLA DE BROTES

200 g soja germinada – 2 c de mostaza germinada
8 huevos – 1 cebolla picada
100 g de champiñones picados
2 c de aceite de girasol
3 c de zumo de limón
2 ajos picados – 1 c de perejil picado
sal sin refinar

Dora la cebolla en el aceite e incorpora el ajo picado, los champiñones y la soja y saltéalos unos 5 minutos.

Bate los huevos y agrega el perejil, los brotes de mostaza y la sal. Vierte sobre la soja y mezcla bien. Incorpora a la sartén a fuego fuerte. Deja cocer 10 minutos y sirve de inmediato.

Esta tortilla se puede acompañar con una ensalada verde y se convierte en un plato equilibrado. Si tienes gripe, toma mucho ajo en todas las comidas.

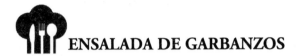 **ENSALADA DE GARBANZOS**

250 g de garbanzos germinados durante 2 días
1 c de zumo de limón
2 c de aceite de oliva
2 dientes de ajo picados – 1 cebolla picada
1 c de cilantro fresco picado
½ cc de comino en polvo
½ cc de jengibre en polvo
sal sin refinar

Cuece los garbanzos durante 1 hora en agua hirviendo con sal.
Escurre y mezcla con el resto de los ingredientes.
Sirve tibio.
La cebolla estimula el hígado y el páncreas.

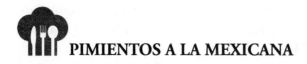

PIMIENTOS A LA MEXICANA

6 pimientos rojos – 150 g de arroz integral germinado
durante 2 o 3 días
100 g de judías pintas germinadas 2 días
2 cebollas picadas – 80 g de pasas – 2 dientes de ajo
1 limón – 2 c de perejil picado
2 c de aceite de oliva
½ cc de paprika en polvo
¼ cc de semillas de cilantro
1 cc de tomillo
1 hoja de laurel – sal sin refinar

Cuece las judías al vapor o en agua hirviendo con sal durante 1 hora, con el laurel, el pimentón, el ajo y la sal.

Cuece el arroz con la piel del limón en agua hirviendo con sal.

Asa los pimientos en el horno y dales la vuelta cuando estén cocidos por un lado.

Retírales la piel cuando estén asados y fríos. Córtalos en tiras y reserva unas cuantas; corta el resto en dados.

Dora la cebolla en el aceite de oliva, añade las pasas, un vaso de agua y el zumo del limón. Lleva a ebullición, agrega el arroz, las judías, los pimientos y el perejil, así como el cilantro y el tomillo.

Sala y mezcla.

Dispón en una bandeja y decora con las tiras de pimiento que habías reservado.

¡Para respetar el origen de este plato, no te olvides del picante!

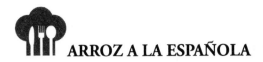 **ARROZ A LA ESPAÑOLA**

200 g de arroz integral germinado durante 2 o 3 días
4 hinojos cortados en 4
200 g de champiñones picados
4 tomates pelados y picados – 1 cebolla picada
100 g de queso rallado – 5 dientes de ajo picados
1 c de albahaca picada
2 c de aceite de oliva ¼ de l de caldo de soja (o agua)
sal sin refinar

Dora de cebolla y los champiñones en el aceite.

Añade los hinojos, el ajo, la albahaca, los tomates y el caldo (o el agua).

Lleva a ebullición.

Baja el fuego y deja cocer 15 minutos.

Mientras tanto, cuece el arroz en 3 veces su volumen de agua hirviendo, con sal.

Tras 30 minutos de cocción, añade la primera preparación a las verduras y deja que todo cueza 10 minutos más.

Espolvorea con el queso rallado y sirve caliente.

Éste es un plato completo muy aromático.

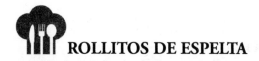

ROLLITOS DE ESPELTA

100 g de espelta germinada durante 2 días – 6 hojas grandes de col
2 tomates pelados y picados – 2 dientes de ajo picados
60 g de aceitunas sin hueso y picadas
3 chalotas picadas – 1 calabacín en dados
50 g de queso rallado – 1 c de perejil picado
2 c de aceite de girasol
20 cl. de salsa de tomates bien aromática
sal sin refinar

Cuece la espelta unos 40 minutos en agua hirviendo con sal.

Cuece las hojas de col al vapor durante, 15 minutos, escúrrelas y retira el tallo duro central.

Saltéalas en aceite junto con el calabacín, las chalotas y el tomate hasta que el calabacín esté tierno.

Escurre la espelta y mézclala con la preparación anterior, el ajo, el perejil, las olivas y el queso. Rectifica de sal.

Pon 1 cucharada (o 2) de la preparación sobre una hoja de col y forma un rollito.

Vierte la salsa de tomate en una bandeja y dispón los rollitos encima. Hornéalos unos 15 minutos a fuego medio. El ajo se recomienda en caso de tener gases, hipertensión o arterioesclerosis.

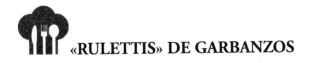

«RULETTIS» DE GARBANZOS

180 g de garbanzos germinados durante 2 días
2 cebollas pequeñas picadas 1 cc de *tahini*
50 g de pipas de girasol germinadas durante 1 día
1 diente de ajo picado – 1 c de cilantro picado
1cc de fenogreco germinado (opcional)
1 c de harina bise – 2 c de aceite de oliva – sal sin refinar

Cuece los garbanzos 1 hora y luego haz un puré grosero con ellos.

Rehoga la cebolla en el aceite de oliva hasta que esté transparente.

Incorpora los garbanzos, el fenogreco y las pipas, junto con el ajo picado, la harina, el cilantro picado y el *tahini*.

Sala, mezcla todo y forma croquetas. Fríelas en la sartén o dóralas en el horno.

Acompaña estas nutritivas croquetas con crudités variadas o verdura verde cocida.

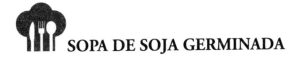

SOPA DE SOJA GERMINADA

200 g de soja germinada – 125 g de tofu en dados
2 chalotas picadas – 1 c de tamari
1 trocito de jengibre (o 1 cc en polvo)
1 c de aceite de sésamo

Saltea el tofu en el *tamari* y el aceite.

Incorpora las chalotas, el jengibre y 1 litro de agua. Lleva a ebullición.

Añade la soja germinada y deja cocer 15 minutos.

Sirve caliente.

DESAYUNOS Y POSTRES

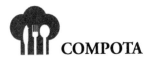 **COMPOTA**

> 600 g de manzanas en dados – 400 g de peras en dados
> 3 c de sésamo germinado
> 2 c de azúcar moreno o de malta
> de cebada o de sirope de arce
> 2 rodajas de limón – 1 rama de canela

Cuece las manzanas, las peras y el limón a fuego lento, unos 45 minutos. Retira las rodajas de limón y cháfalo todo (o no, a tu gusto), añadiendo la canela, el azúcar y el sésamo.

Sirve frío.

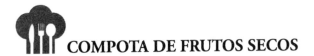 **COMPOTA DE FRUTOS SECOS**

> 3 c de pipas de girasol germinadas
> 2 c de sésamo germinado
> 10 orejones puestos en remojo la noche antes
> 10 ciruelas pasas sin hueso y en remojo
> 10 higos secos en remojo – 4 plátanos secos en remojo
> 100 g de pasas – 1 cc de canela
> una pizca de nuez moscada – una pizca de vainilla
> la piel de 1 naranja – la piel de 1 limón

Bate todos los ingredientes con 2 o 3 vasos del agua de remojo de las frutas secas, según la consistencia deseada.

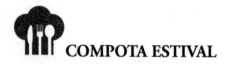 COMPOTA ESTIVAL

500 g de melocotones en dados
1 c de sésamo germinado
500 g de albaricoques en dados
2 c de almendras picadas

Cuece suavemente los albaricoques y los melocotones.
Una vez cocidos, mezcla con las almendras y el sésamo
Sirve muy frío.
Esta compota también se puede batir.

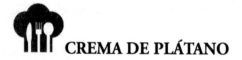 CREMA DE PLÁTANO

1 taza de pipas de girasol germinadas
4 plátanos
2 c de zumo de naranja

Bate las pipas con los plátanos.
Añade el zumo de naranja y mezcla.
Opcional: incorpora 2 cucharadas de azúcar moreno o de sirope de agave.

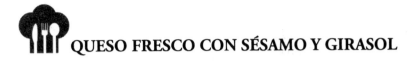 QUESO FRESCO CON SÉSAMO Y GIRASOL

150 g de queso blanco
4 zanahorias fresco
3 c de puré de almendras (o de *tahini*)
50 g de avellanas picadas – menta fresca picada
2 c de sésamo germinado ligeramente tostado
1 cc de perejil picado
sal sin refinar

Mezcla todos los ingredientes con el queso.

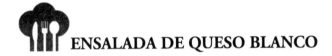 ENSALADA DE QUESO BLANCO

1 taza de pipas de girasol germinadas
350 g de queso blanco batido – 3 plátanos en rodajas
2 manzanas ralladas – 3 peras en dados
75 g de pasas – 2 c de coco rallado
1 limón en zumo – ½ cc de canela
una pizca de vainilla
3 c de azúcar moreno, miel o sirope de arce

Mezcla todos los ingredientes.
Sirve frío.

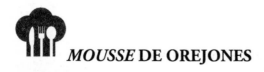 *MOUSSE* DE OREJONES

> 250 g de orejones en remojo desde la noche anterior
> 1 c de puré de almendras
> 3 c de pipas de girasol germinadas

Pasa todo por la batidora con 1 o 2 vasos del agua de remojo de los orejones, hasta obtener una crema homogénea.

Las pipas de girasol peladas germinan en pocas horas.

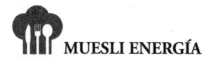 MUESLI ENERGÍA

> *Por persona:*
> 1 c de trigo germinado
> 3 c de queso fresco – 1 c de nueces picadas
> 1 c de pasas
> 1 c de sésamo germinado y tostado

Mezcla todos los ingredientes.

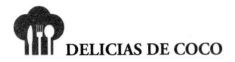 **DELICIAS DE COCO**

60 g de pipas de girasol germinadas – 100 g de almendras
180 g de ciruelas pasas – 1 piel de limón
3 c de miel – coco rallado

Deshuesa las ciruelas pasas y pícalas bien.

Reduce las almendras a polvo, junto con las pipas, e incorpora las ciruelas, la miel y la piel de naranja.

Forma bolitas con las manos y luego rebózalas con el coco rallado.

Deja secar 24 horas al aire libre y consérvalas en un recipiente hermético.

Son ideales para un desayuno exprés o para picar; puedes reemplazar las almendras por avellanas o nueces, las ciruelas por dátiles, pasas, orejones o higos, y las pipas de girasol por sésamo o por algún cereal de tu agrado.

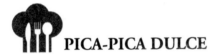 **PICA-PICA DULCE**

Estos pica-pica se preparan de la misma manera: mezclando todos los ingredientes. Luego, se consumen tal cual o, quien lo prefiera, batidos; en ese caso se obtienen cremas para untar muy energéticas.

Para 1 persona:
4 c de pipas de girasol germinadas
2 c de sésamo germinado
1 cc de sirope de agave o de arce
1 cc de zumo de limón (o de agua)

Para 1 persona:
3 c de pipas de girasol germinadas
1 cc de miel – 4 c de queso fresco
1 cc de agua de azahar

Para 1 persona:
½ taza de trigo germinado – ½ yogur
1 manzana rallada (o en dados)
1 cc de puré de almendras
1 cc de sésamo germinado
1 c de pasas
1 cc de sirope de arce o de malta de cebada (opcional)

Para 1 persona:
3 c de pipas de girasol germinadas
1 cc de miel

Para 1 persona:
½ taza de trigo germinado – ½ plátano en rodajas
1 c de zumo de naranja o de piña
3 rodajas de piña fresca en dados
1 cc de semillas de sésamo germinado
1 cc de coco rallado
1 cc de sirope de arce – una pizca de canela
una pizca de vainilla

Para 1 persona:
1 taza de pipas de girasol germinadas – 1 pera en dados daditos
1 plátano en rodajas – 2 c de pasas
1 c de levadura malteada
1 cc de azúcar moreno

Para 1 persona:
1 cc de sésamo germinado
1 c de pipas de girasol germinadas – 1 yogur
2 albaricoques en dados – 1 melocotón en dados
1 cc de azúcar moreno

Para 1 persona:
½ taza de trigo germinado – 1 cc de puré de almendras
1 cc de miel
1 c de pasas
1 pera en dados

Para 1 persona:
2 c de pipas de girasol germinadas
1 c de sésamo germinado
3 c de queso fresco
2 c de ciruelas pasas
1 c de zumo de naranja
1 cc de sirope de agave

> *Para 1 persona:*
> 2 c de pipas de girasol germinadas
> 1 kiwi pelado en rodajas
> 1 plátano en rodajas – 2 c de avellanas picadas
> 1 cc de azúcar moreno

> *Para 1 persona:*
> 1 kiwi pelado en rodajas – 1 c de pasas
> ½ taza de trigo germinado – 1 cc de puré de almendras
> 1 cc de azúcar moreno

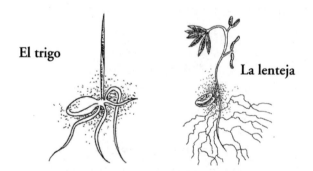

El trigo

La lenteja

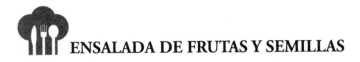

ENSALADA DE FRUTAS Y SEMILLAS

2 manzanas en dados – 1 pera en dados
1 plátano en dados
8 ciruelas pasas deshuesadas en remojo toda la noche
15 dátiles en dados
60 g de pasas – 2 c de pipas de girasol germinadas
1 c de sésamo germinado
1 c de azúcar moreno
1 c de agua de azahar
1 vaso de agua de remojo de las ciruelas pasas

Mezcla todos los ingredientes.

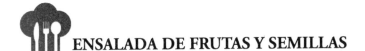

ENSALADA DE FRUTAS Y SEMILLAS

1 yogur – 1 cc de trigo germinado
1 c de pasas – ½ manzana rallada
1 c de almendras picadas
1 cc de sirope de agave (opcional).

Mezcla cuidadosamente.

CREMAS PARA UNTAR

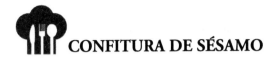 **CONFITURA DE SÉSAMO**

> 150 g de sésamo germinado
> 80 g de azúcar moreno o sirope de arce

Bate todo hasta obtener una crema homogénea.
Esta crema para untar, muy energética, es muy apreciada por los niños.
Las semillas de sésamo contienen un 75 % de aceite.

CREMA PARA UNTAR A LA MENTA

> 2 c de puré de almendras
> 8 c de trigo germinado
> 1 c de menta fresca picada
> 1 tomate en dados.

Bate el trigo con el puré de almendras.
Añade la menta y el tomate. Mezcla.
Unta sobre rebanadas de pan integral tostado.

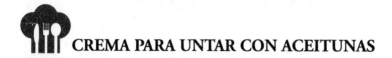 CREMA PARA UNTAR CON ACEITUNAS

2 c de almendras
8 c de trigo germinado – 1 c de aceitunas
1 cc de perejil picado

Bate todos los ingredientes. Es ideal para acompañar ensaladas verdes o crudités.

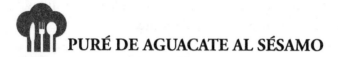 PURÉ DE AGUACATE AL SÉSAMO

1 c de sésamo germinado tostado
1 aguacate – 1 cc de zumo de limón
2 c de queso fresco – 2 cc de *tamari*.

Mezcla con suavidad los ingredientes. Acompaña con verduras cocidas.

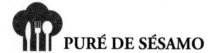 PURÉ DE SÉSAMO

150 g de semillas de sésamo germinadas

Bate muy bien hasta obtener una masa homogénea. Ésta es una excelente crema para untar.

Las semillas se sésamo pueden tostarse un poco antes de batirlas.

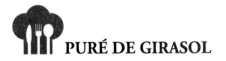 ## PURÉ DE GIRASOL

> 3 tazas de pipas de girasol germinadas
> 3 cc de levadura malteada
> 2 cc de zumo de limón – sal sin refinar

Esta crema para untar es muy nutritiva puedes mojar en ella crudités en bastoncitos, y se convierte en una deliciosa salsa si le añadimos 4 cucharadas de aceite de sésamo y un poco de agua para que adquiera la consistencia adecuada.

Mezcla muy bien.

Las pipas de girasol molidas permiten hacer un filtrado para elaborar leche de girasol.

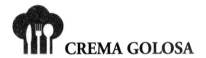 ## CREMA GOLOSA

> 6 c de puré de almendras o avellanas
> 2 c de sirope de agave o de arce
> 80 g de chocolate negro
> 1 c de alguna semilla germinada de tu elección
> (trigo, espelta, girasol, sésamo…)
> 1 o 2 c de leche de soja

Derrite el chocolate suavemente en la leche de soja.

Una vez fundido, retira el recipiente del fuego e incorpora el puré de almendras, el sirope de agave y las semillas de tu elección.

Bate hasta que obtengas una crema suave.

Aromatiza, si lo deseas, con la ralladura de 1 naranja, de 1 limón, o con una pizca de canela, una gotita de aceite esencial de menta, etc.

Índice